Dr FRANCK CASTAY

ANCIEN EXTERNE DES HOPITAUX DE TOULOUSE

Membre de la Société anatomo-clinique

Des Tumeurs
Inflammatoires

EN GÉNÉRAL

et des Membres en particulier simulant le Sarcome

*Scientia est quasi quoddam pabulum
nostrorum animorum.*
(VALER. MAXIM.)

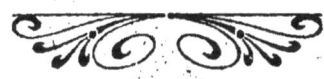

TOULOUSE

Ch. DIRION, LIBRAIRE-ÉDITEUR

33, rue de Metz et rue des Marchands, 33

—

1913

Dr Franck CASTAY

ANCIEN EXTERNE DES HOPITAUX DE TOULOUSE

Membre de la Société anatomo-clinique

Des Tumeurs Inflammatoires

EN GÉNÉRAL

et des Membres en particulier simulant le Sarcome

Scientia est quasi quoddam pabulum nostrorum animorum.

(VALER. MAXIM.)

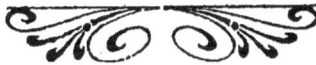

TOULOUSE

Ch. DIRION, LIBRAIRE-ÉDITEUR

22, rue de Metz et rue des Marchands, 33

—

1913

DU MÊME AUTEUR :

Sur un cas d'artropathie tabétique du genou

(*Toulouse-Médical*, 1ᵉʳ septembre 1910)

Adénolymphocèle de l'aisselle

(*Toulouse-Médical*, 1913)

AVANT-PROPOS

Au moment de quitter la Faculté, nous désirons rendre hommage et témoigner toute notre gratitude à ceux de nos maîtres que nous avons le mieux aimés et auprès desquels nous avons puisé les plus précieux enseignements.

C'est avec une piété particulière que nous évoquons la mémoire de notre maître universellement regretté, M. le Professeur Etienne Cestan, dont nous avons pu, en qualité d'externe, suivre les causeries si limpides, si passionnantes à la fois, et dont nous admirions la technique opératoire.

Nous avons pendant la durée de nos études médicales, fait des échappées nombreuses vers le service de son très digne successeur, M. le Professeur agrégé Mériel, où nous attiraient le charme et l'intérêt d'un enseignement clinique vivant, instructif, doublé de la prestigieuse habileté de l'opérateur.

Nous avons également à cœur de manifester notre reconnaissance à M. le Professeur Rémond qui, en bien des circonstances nous donna des preuves de vive sympathie et un solide réconfort moral.

M. le Professeur agrégé Dalous, le premier, nous initia à la clinique médicale, en nous prodiguant ses précieux enseignements au chevet des malades : plus tard nous suivimes avec fruit ses cours, justement appréciés de pathologie interne. Aussi nous sera-t-il permis de lui témoigner nos plus sincères remerciements.

M. le Professeur agrégé Dieulafé par ses leçons nettes et précises, ses descriptions schématiques, sut nous faciliter l'étude si délicate de l'anatomie : nous lui en sommes bien reconnaissant.

Nous manifestons toute notre gratitude à M. le Professeur Cestan dont nous fumes aussi l'externe, à MM. les Professeurs Mossé, H. Gaubet, Garipuy dont les leçons nous ont été d'un précieux secours.

Que M. le Professeur Tapie et le Docteur Chamayou chez qui nous fumes externe trouvent ici l'expression de notre meilleur souvenir pour la bienveillance qu'ils nous ont toujours témoignée.

MM. les Docteurs Laporte, Pujol, Tourneux, chefs de clinique à la Faculté, qui nous préparèrent durant notre première année de médecine au concours de l'externat recevront l'assurance de notre vive sympathie.

Nous sommes particulièrement reconnaissants à MM. les Professeurs Rémond, Dalous, Dieulafé d'avoir bien voulu nous faire le grand honneur d'être nos jurés pour la soutenance de notre thèse.

INTRODUCTION

L'inflammation simple peut déterminer des néoplasies à marche progressive, susceptibles même de récidives sur place et dont la structure simule plus ou moins le tissu sarcomateux, mais qui malgré ces caractères ne sont nullement des tumeurs malignes.

Les similitudes sont telles parfois, que le diagnostic histologique lui-même peut être erroné, s'il ne porte que sur un nombre restreint de coupes et que même, si les coupes sont multipliées et répétées en différents endroits, l'interprétation définitive est des plus malaisées et des plus hésitantes.

Or la discussion en l'espèce est d'une gravité particulière, un diagnostic faux peut entraîner à des sacrifices souvent inutiles tels qu'amputations, désarticulations, comme nous le verrons plus loin.

La question des fausses tumeurs malignes est un chapitre encore peu exploré, bien qu'il soit non seulement intéressant pour l'anatomo pathologiste, mais aussi et surtout d'une importance pratique extrême pour le chirurgien. Aussi, M. le Professeur Mériel m'a-t'il conseillé d'attirer, tout spécialement, l'attention sur ces tumeurs inflammatoires où malgré l'examen clinique le plus consciencieux, le diagnostic de sarcome est posé et une intervention décidée. C'est ce que je tendrai à faire de mon mieux.

Dans ce travail en premier lieu nous citerons les observations assez nombreuses que j'ai pu recueillir, et en particulier celle très intéressante de M. Mériel :

Les observations pour plus de clarté seront classées d'après la nature de ces tumeurs pseudo-sarcomateuses qui sont :

ou inflammatoires pures

ou syphilitiques

ou tuberculeuses

ou mycosiques.

Puis, après avoir relaté dans un résumé clinique les erreurs fréquemment commises, nous aborderons le diagnostic basé sur l'examen clinique, anatomo-pathologique et sur les procédés de laboratoire. Le traitement sera également esquissé.

CHAPITRE PREMIER

Historique

Yvaren, dans son traité sur les métamorphoses de la syphilis et des maladies qu'elle peut simuler à l'état latent, paru en 1854 appelle l'attention sur certaines formes de syphilis simulant les tumeurs malignes.

En 1875 au vingt-quatrième congrès de la Société Allemande de chirurgie. Esmarch déclare que « nom-« bre de syphilomes même sous le microscope sont « impossibles à distinguer des vrais sarcomes à petites « cellules ou à éléments fusiformes ».

En 1889 au Congrès de Chirurgie, Le Dentu parle d'un confrère à qui trois professeurs de la Faculté avaient conseillé l'amputation de la jambe pour sarcome supposé et qui guérit par le traitement antisyphilitique.

En 1897 L. Dor soutient que les tumeurs myéloïdes des gaines tendineuses, voisines des sarcomes à myéloplaxes, étaient simplement des néoformations inflammatoires.

En 1907 De Bovis et Lejars signalent des observations de tumeurs inflammatoires siégeant dans un cas sur l'angle colique droit, dans l'autre au niveau de l'S iliaque.

Depuis lors MM. Feulard, L. Martel de Lyon, Favre, Leriche et Nicolas parlent de pseudo-sarcomes syphilitiques.

Mayo Robson en 1908 signale de nombreux cas de tumeurs abdominales simulant le cancer.

En 1909-10, sous le nom de tuberculose pseudo-néoplasique des gaines, Forgues et Massabuau, Mario Donati ont établi l'origine tuberculeuse de tumeurs rappelant tout à fait les myélomes des gaines décrits par Heurteaux et Malherbe.

MM. Delbet et Gougerot étudient les réactions inflammatoires pseudo-néoplasiques du bacille de Koch.

De nombreuses observations ayant trait à ces faux sarcomes ont été rapportées aux séances de la Société de Chirurgie en 1911.

MM. Leriche et Poncet se sont particulièrement occupés de la « tuberculose inflammatoire et sarcomes ».

CHAPITRE II

Observations

PREMIÈRE CATÉGORIE
Pseudo-Sarcomes dus à l'inflammation banale

Le cas suivant observé par M. le Professeur Mériel en est un exemple frappant.

OBSERVATION PREMIÈRE
Dûe à l'obligeance de M. Mériel

Au mois de février 1909, le docteur F..., de Saint-Sulpice (Tarn), adressait à l'Htel-Dieu un malade de quarante-sept ans, cultivateur vigoureux, sans antécédents syphilitiques ni tuberculeux, qui présentait à la racine de la cuisse droite, dans la région des adducteurs une tuméfaction du volume des deux poings environ, ferme au toucher, dure, peu mobile dans le sens transversal. Cette tumeur développée en quelques mois, peu douloureuse, était dépendante de la peau qui laissait voir au-dessous d'elle de larges réseaux variqueux. Attachée par un large pédicule à la branche ischio pubienne, elle s'étendait un peu dans la région

périnéale mais sans signes d'extension vers la fosse ischio rectale. Pas d'adénopathie inguinale ou crurale :
pas d'œdème des malléoles mais une douleur dans
la racine de la cuisse, s'accentuant pendant la marche : à la pression la tumeur était indolore. A aucun
moment il n'y avait eu de fièvre, ni de menace de
suppuration. La région était plus chaude que du coté
opposé, sans œdème local.

Le diagnostic se limitait surtout entre deux affections : un néoplasme malin ; le sarcome, dont les signes existaient et une inflammation chronique ; le
phlegmon ligneux par exemple, puisque la syphilis,
la tuberculose, l'actinomycose, d'après l'anamnèse et
les signes cliniques étaient éliminées.

Or le médecin traitant avait dit qu'avant l'apparition de la tumeur, le malade avait présenté quelques
accidents urinaires mal caractérisés ; il avait pensé à
une prostatite ou periuréthrite subaiguë. Toutefois ce
n'était guère là l'évolution des infections périuréthra-
les.

En somme pour trancher le différend entre sarcome
et tumeur inflammatoire, phlegmon ligneux de la région des adducteurs, M. Mériel pratiqua le 6 mars
1909 une incision au milieu de la tumeur : Pas une
goutte de pus, de liquide ne sortit : mais le bistouri
traversait un tissu épais, lardacé, gris blanc, très peu
hémorragique. Aussi le diagnostic de sarcome deve-
nait-il plus vraisemblable que celui de phlegmon ligneux. En outre la tumeur occupant entièrement la

place des muscles, et tenant solidement à la fois à l'os
et aux vaisseaux, l'extirpation totale devenait très pé-
rilleuse, et fut rejettée. Après avoir prélevé en deux
points des tranches de la masse lardacée, M. Mériel
bourra la plaie avec une lanière de gaze et fit le pan-
sement.

La brèche se referma assez vite et le médecin traitant fut prévenu du mauvais pronostic porté.

Quelques jours plus tard, le résultat de l'examen
histologique confié à deux histologistes différents,
réservait bien des surprises : l'un d'eux fit savoir qu'il
s'agissait de sarcome fuso cellulaire, tandis que le second ne pouvait se prononcer après examen de diverses coupes, qu'en faveur du tissu fibreux qui consti-
tuait la tumeur.

En présence de ces deux opinions opposées, fibrome
et sarcome, confirmation fut demandée sur de nouvelles coupes : et de l'avis de plusieurs histologistes du
même laboratoire, on ne pouvait penser qu'à du tissu
fibreux.

Impressionné par les signes cliniques de la tumeur
qui avait franchement l'apparence sarcomateuse et
n'osant pas non plus dans le doute, entreprendre une
intervention très grave, la désarticulation de la hanche, notre professeur renvoya le malade chez lui en
prévenant le médecin de ses craintes, et des discordan-
ces histologiques.

Aussi grande fut sa surprise, quand de passage à
Saint-Sulpice, huit mois plus tard, il demanda des

nouvelles de ce malade à son médecin : Cet homme
que l'on croyait avoit succombé, se portait très bien ;
sa tumeur, sans aucun traitement avait peu à peu
régressé. « Ce cultivateur marchait sans souffrance et
« menait la charrue dans son champ. » Deux ans plus
tard il n'y avait pas trace de récidive; seule, persistait
une minime induration dans la région ischio pubienne.

OBSERVATION II

Dr SÉNÉCHAL, rapportée par M. LEJARS, à la Société de
Chirurgie. Juin 1911.
Inflammation chronique des gaines synoviales des extenseurs
de la main simulant un fibro-sarcome.

Un homme de cinquante cinq ans, bien bâti, au
teint coloré, n'accusant aucune maladie grave antérieure, en maniant une perche de la main gauche,
ressentit une douleur au dos de cette main, douleur
passagère. Toutefois quinze jours après, il remarquait
au même niveau, une certaine tuméfaction qui grossit
dès lors peu à peu. Elle occupait le milieu de la
face dorsale du poignet et de la main, mesurant 4 à 5
centimètres de long sur 3 de large, elle était de consistance très ferme, d'une mobilité fort douteuse sur
le plan profond, indolente ou à peine sensible à une
forte pression ; recouverte d'une peau épaissie, de
teinte violacée.

A un premier examen le D' Sénéchal émit l'hypothèse d'ostéo-sarcome des métacarpiens en faisant des réserves pour la tuberculose des gaines synoviales.

Au mois de décembre de la même année, la tumeur continuant à se développer, le malade revit M. Sénéchal qui l'amena à M. Lejars : Une radiographie ayant montré le squelette intact, ce dernier s'arrêta au diagnostic de sarcome des gaines synoviales des extenseurs. Ajoutons qu'aucun accident fébrile n'avait jamais été relevé, et que le malade avait des antécédents familiaux assez chargés en néoplasmes :

On décida de s'en tenir d'abord à l'ablation locale, quitte à voir plus tard si une intervention plus large s'imposait.

Au cours de l'opération faite par Sénéchal, le bistouri traversait une couche épaisse, blanchâtre, ferme, lardacée d'apparence sarcomateuse et dans laquelle les tendons extenseurs étaient inclus. La tumeur fut extirpée intégralement ; elle n'adhérait nullement au périoste.

Elle fut apportée au laboratoire où Rubens Duval en pratiqua l'examen dont le résultat était surprenant:
« Il s'agit, concluait Rubens-Duval, d'inflammation
« chronique ayant déterminé un bloc de sclérose dans
« lequel on rencontre encore un micro-abcès. Cette
« inflammation se rapproche par ses caractères
« histologiques de celles qui procèdent des microbes
« ordinaires de la suppuration. »

Les suites de l'opération furent en effet confirma-

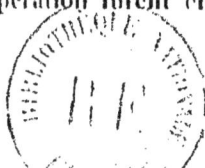

tives : la cicatrisation s'effectua régulièrement et la
guérison locale était complète après un an et demi.

Ainsi on avait affaire, en dépit de toutes les apparences, non pas à un sarcome des gaines, mais à une
sorte de synovite chronique inflammatoire, scléreuse.

OBSERVATION III

(Dr SÉNÉCHAL)

Une jeune fille de dix-huit ans, sans antécédents
particuliers, accuse à la suite d'une angine pultacée,
banale, une douleur vive à la partie supéro-interne de
la cuisse droite à 7 ou 8 centimètres au dessous du
grand trochanter : la température rectale oscille pendant quelques jours entre 38 et 38°5.

(Juillet 1909). Un mois plus tard on perçoit au point
douloureux une petite tuméfaction qui du reste tend
à disparaître ; toute réaction fébrile disparaît. Cette
accalmie n'est que passagère car durant les mois sui-
vants, la tuméfaction se montre de nouveau et grossit
lentement.

La cuisse est volumineuse dans son tiers supérieur,
occupée par une masse fusiforme paraissant faire corps
avec l'os et surtout développée en avant et en dehors :
cette masse est uniformément dure, résistante, sans
point douloureux localisé ; la peau est libre, pas de
veines sous-cutanées apparentes ; pas de ganglions.

La température demeure normale : Toutefois la tumeur s'accroît nettement.

Le diagnostic d'ostéo-sarcome est porté et la désarticulation de la hanche proposée par un chirurgien.

MM. Lejars et Sénéchal examinent le malade. Une radiographie montre le fémur fortement épaissi en avant et en dehors. Ils concluent à une ostéite chronique, bien que l'aspect rappelle le sarcome et que le faciès et l'amaigrissement de la malade semblent confirmer cette dernière hypothèse : Le siège un peu spécial de la tumeur et le début fébrile et douloureux paraissent en effet accuser une affection inflammatoire.

L'opération a lieu. Sénéchal traverse une couche épaisse, lardacée et arrive sur un petit foyer d'ostéite qui est curetté : il laisse un drain. La guérison se fait simplement.

Quelle était la nature de cette ostéite ? La tuberculose n'était pas en cause et suivant toute évidence, nous apprend M. Sénéchal, il s'agissait d'une infection osseuse banale, localisée, consécutive à l'infection pharyngée initiale.

L'évolution lente et l'épaisse couche inflammatoire dont elle s'était enveloppée lui avaient donné les apparences du sarcome.

OBSERVATION IV

ARROU, Société chirurgie. Séance 23 novembre.
Pseudo-Sarcome du creux poplité.

ι ... fillette de neuf ans bien portante par ailleurs, portait dans le creux proplité et la cuisse du côté droit une tumeur volumineuse. Développée sans traumatisme, sans maladie fébrile péexistante, sans que l'enfant y fit même attention, ses dimensions étaient d'une quinzaine de centimètres en hauteur, d'une largeur moitié moindre. Sa consistance ferme, le sens vertical du développement, le siège très externe du mal, son indolence absolue à la pression, les grosses veines qui marbraient la peau à ce niveau, l'absence de ganglions : tout portait à faire le diagnostic de sarcome développé dans le muscle biceps.

L'opération est décidée. Une longue incision conduit sur le biceps dont le tiers inférieur est occupé par cette masse : L'ablation est faite.

Les suites ne présentent rien de particulier. (Mai 1900).

L'examen de la pièce donna lieu en revanche à des divergences d'avis : une moitié de la tumeur fut envoyée au laboratoire de la Faculté, l'autre fut confiée à Macaigne.

Le laboratoire de la Faculté répondit : « Sarcome musculaire », ce qui confirmait les apparences cliniques.

L'examen de Macaigne était au contraire surprenant : « Il n'y a pas trace de sarcome, la « tumeur est tout entière formée par du tissu inflammatoire. »

L'avenir donna raison à ce dernier.

Arrou nous apprend lui-même, qu'ayant revu l'enfant dix ans après, il fut heureux de constater en elle une grande jeune fille fort bien portante.

OBSERVATION V

(ROUTIER)

Ostéomyélite subaiguë du tibia, prise pour un sarcome

Le 7 février 1893, Routier pratiquait chez un enfant de huit ans, la trépanation du tibia atteint d'ostéomyélite subaiguë de l'extrémité inférieure. Les suites furent parfaites et le 28 février la cicatrisation était complète.

Le 17 mai de la même année, l'enfant accusa à nouveau des douleurs à deux travers de doigts au-dessus de la molléole interne : on trouvait là un point douloureux et du gonflement.

Le 20 mai, l'opération est pratiquée : débridement de la peau et du périoste, très épaissi, vasculaire, décollé ; l'ablation de la coque osseuse amincie, conduit dans une cavité pleine de fongosités : nouveau grattage.

Tout va d'abord bien : mais le 5 juin cet enfant présente une fièvre très élevée, accompagnant une éruption rouge, confluente sur la poitrine ; sa langue est sale, et il y a des gargouillements cœcaux.

Le professeur Hutinel appelé, émet l'idée de quelqu'autre foyer osseux qui n'aurait pas été ouvert.

Routier rouvre la plaie et cette fois la cavité osseuse lui paraît remplie de masses sarcomateuses. Pas de pus. Les fragments furent examinés par le professeur Cornil qui affirma avoir affaire à un sarcome fusiforme.

Successivement, Verneuil et Tillaux appelés en consultation, conclurent à l'amputation de la cuisse ou au moins à la désarticulation du genou. Routier seul protesta contre cette mutilation qui ne donnait pas une certitude de guérison contre le sarcome et conseilla aux parents de mettre l'enfant au bord de la mer.

L'enfant envoyé à Berck, fut confié au docteur Ménard. Vers la fin de juillet ce dernier constatait que la cavité se comblait et que les ganglions inguinaux disparaissaient. Au mois de novembre de la même année, la cicatrisation était complète et l'enfant marchait.

« Il est aujourd'hui, dit Routier, père de famille et se porte à merveille. »

Bref, malgré l'histologie, ce n'était pas du sarcome, mais un état inflammatoire spécial que l'on observe paraît-il quelquefois dans certaines ostéomyelites subaiguës.

OBSERVATION VI

(M. H. Morestin)

Tumeur pseudo-sarcomateuse de l'extrémité inférieure du
fémur

Un homme d'une quarantaine d'années, était porteur d'une tumeur de la cuisse gauche, tumeur volumineuse, saillante à la partie antérieure, soulevant les
téguments intacts, complètement indolente et d'une
dureté uniforme. Indépendante de l'articulation du
genou elle était collée au fémur, sans qu'on puisse
dire si elle était développée aux dépens des tissus ou
du périoste.

Pensant au sarcome, on prévint le malade qu'il fau-
drait lui amputer la cuisse très haut : et le jour de
l'opération, cet homme s'endormit persuadé qu'il avait
fait le sacrifice de son membre inférieur.

Heureusement, l'incision de la tumeur après avoir
traversé une énorme épaisseur de tissu scléreux très
dur, ouvrit une collection purulente peu abondante
dont le drainage amena une guérison prompte et
complète.

Nous voyons donc que certaines suppurations profondes à marche très lente, torpide et s'accompagnant
d'un énorme processus de sclérose peuvent aisément
nous tromper, car on n'est pas assez prévenu de cette
évolution possible de quelques phlegmasies des membres,

OBSERVATION VII

« Frangenstein Beïträge zur Klinischer chirurgie. »
Novembre 1911.

Osteite fibreuse chez un enfant simulant de près le sarcome.

Il s'agit d'une fillette âgée de neuf ans qui présentait à la suite d'une chute faite à l'âge de deux ans, une augmentation de volume du tibia gauche. Cette tuméfaction avait subi un accroissement à l'âge de quatre ans : Or, un chirurgien avait opéré et porté le diagnostic de sarcome. Depuis lors l'enfant continuait à souffrir et son tibia restait gros.

A l'âge de neuf ans, on constate sur le tibia une saillie régulière, douloureuse à la pression ; le reste du squelette est normal.

Nouvelle opération, le périoste est décollé, le chirurgien trouve une masse de tissu au dessous duquel existaient plusieurs cavités remplies de tissu fibreux. Tout ce tissu fibreux est enlevé.

L'examen microscopique montre qu'il n'y a pas de sarcome mais simplement de l'ostéite fibreuse.

OBSERVATION VIII

(Personnelle).

Pseudo-Sarcome de l'extrémité inférieure de la cuisse

Une fillette âgée de neuf ans, bien portante par ailleurs, sans antécédents héréditaires ou personnels, pré-

sentait à l'extrémité inférieure de la cuisse gauche, du
coté interne, au-dessus du genou, une volumineuse
tumeur. Cette tumeur qui attirait déjà l'attention des
parents depuis trois mois s'était développée sans traumatisme, sans poussées fébriles antérieures : son accroissement avait été relativement rapide.

Complètement indolente, d'une dureté uniforme, de
grosses veines marbraient la peau à son niveau. Ajoutons à cela l'absence complète de ganglions.

De la grosseur des deux poings, appliquée contre
le fémur, il était difficile de dire si cette masse avait
pris naissance dans l'épaisseur des tissus ou aux dépens du périoste.

Devant un tel ensemble symptomatique, le diagnostic de sarcome s'imposait presque, aussi le médecin
traitant, après avoir fait part de ses craintes conseilla-
t-il aux parents l'opération, ajoutant même que l'amputation serait probablement nécessaire.

L'enfant entrait à l'hôpital de Tarbes au mois de
février 1912 et l'opération était pratiquée le même
mois par M. le chirurgien Péré :

Une longue incision nous mène sur une tumeur nettement développée aux dépens de la corde des adducteurs et collée contre l'os : cette masse est constituée
à certains endroits par du tissu dur, lardacé en d'autres points au contraire on trouve des lésions mani-
festes de dégénérescence.

M. Péré pense à un sarcome dégénéré de la corde
des adducteurs : aussi se contente-t-il d'une extirpa-

tion large de la tumeur quitte à intervenir de nouveau plus tard si le diagnostic se confirmait.

La brèche fut longue à se fermer : toutefois au bout d'un mois et demi la cicatrisation était complète.

Entre temps des fragments de la masse envoyés au laboratoire histologique de la ville entraînaient une réponse négative quant au sarcome : il n'y avait même pas traces paraît-il de syphilis ou de tuberculose.

L'avenir semble confirmer cette opinion : nous venons en effet de revoir cette enfant un an après l'intervention : il n'y a nullement trace de récidive, et elle se porte très bien.

Dans ce cas il faut croire qu'il s'agissait d'une simple tumeur inflammatoire, sans réaction à marche subaiguë simulant en effet le sarcome au point de vue clinique.

Comme on le voit, de tels faits sont loin d'être exceptionnels ; et ces tumeurs inflammatoires des membres simulant le sarcome se rencontrent assez fréquemment dans la clinique courante : les unes tiennent à l'os et passent pour des osteo-sarcomes, les autres sont développées dans les parties molles : muscles, gaines et bourses séreuses :

Un homme opéré par Lejars présentait à la partie supérieure de la cuissse gauche, dans l'épaisseur du vaste externe une tumeur ovoïde, légèrement bosselée, ferme, indolente ayant évolué en une dizaine de mois : à l'incision le chirurgien trouva un abcès à parois très épaisses, inclu en plein muscle.

Dans un autre cas, croyant à un sarcome des muscles fléchisseurs de l'avant-bras, Lejars ouvrit une tumeur phlegmoneuse intra-musculaire à contenu hématique, provenant sans doute d'un traumatisme.

Ces pseudo-néoplasmes n'atteignent pas seulement les membres, ils se montrent au contraire partout. Ainsi, je pourrais relever des erreurs commises, au sujet de tumeurs du cou, du sein, du thorax ; les plus fréquentes ont été observées au niveau de l'abdomen : j'en citerai quelques cas. « J'ai vu dit Mayo-Robson, de « nombreuses tumeurs malignes et dont l'évolution a « montré qu'il s'agissait de produits inflammatoires ».

OBSERVATION IX

(MAYNO-ROBSON)
The. Brit. Méd. Journ. 22 février 1908.
Tumeur de l'œsophage simulant un cancer

Il s'agit d'un malade présentant tous les signes d'un néoplasme de l'œsophage, ayant atteint les limites extrêmes de la cachexie et guéri cependant par une simple gastrostomie.

OBSERVATION X

(MAYO-ROBSON)
Tumeur de l'estomac

Un homme âgé présentait les symptômes typiques d'un cancer de l'estomac avec tumeur facilement perceptible au dessous des fausses côtes gauches.

La laparatomie est faite. Comme l'organe était en entier envahi : Robson referma l'abdomen en faisant un mauvais pronostic. A son grand étonnement le malade revint le voir un an plus tard : il s'agissait assurément d'une réaction inflammatoire autour d'un ulcère.

OBSERVATION XI

(MAYO-ROBSON)

Pseudo néoplasme colique

Un homme âgé avait des signes d'obstruction intestinale associés à une tumeur de la région ombilicale. Cachexie profonde.

En ouvrant l'abdomen on trouve de l'ascite avec une tumeur bosselée, englobant le colon transverse, l'épiploon, une partie du grêle. L'ablation étant impossible, Robson fit une entero-anastomose. La tumeur disparut et le malade guérit.

« Il s'agissait probablement de colite chronique in-
« filtrante occasionnée par de petits diverticules lo-
« geant des matières fécales ou bien d'une simple in-
« fection des parois intestinales ».

OBSERVATION XI

(M. R. PICQUÉ)

Société chirurgie, décembre 1911.
Appendicite chronique donnant lieu à une fausse tumeur
maligne de la fosse iliaque

Cas d'un officier évacué des confins algéro-marocains pour tumeur de la fosse iliaque. Tumeur plus volumineuse que le poing adhérant intimement à l'os iliaque et présentant une grande netteté de contours : de plus état cachectique marqué : en somme tous les signes d'un ostéo-sarcome.

Cependant, plusieurs mois auparavant le malade avait souffert d'une affection douloureuse de l'abdomen.

L'incision exploratrice traverse un tissu lardacé, criant sous le bistouri, ayant complètement transformé le muscle qu'il fallut réséquer tranche par tranche. Après un long labeur on aperçoit le péritoine et à son travers l'appendice collé à la fosse iliaque.

OBSERVATION XII

(MAYO-ROBSON)

Tumeur du foie prise pour un cancer

Un homme d'âge moyen se plaignait d'une douleur dans la région de la vésicule biliaire. On constatait une tumeur du foie. Après ouverture de l'abdomen, on trouve une tumeur du lobe droit et un très grand nombre de petites tumeurs blanchâtres du volume d'un haricot disséminées sur le reste de l'organe. Robson fait le diagnostic de cancer primitif de la vésicule biliaire ayant envahi le foie : et referme l'abdomen.

A la grande surprise de tous, le malade guérit complètement : il n'y avait chez lui aucune histoire de syphilis.

OBSERVATION XIII

(MAYO-ROBSON)
Tumeur pancréatique

Un homme de cinquante-sept ans avait été opéré pour un ictère chronique : on trouva une tumeur pancréatique. On fit une simple cholécystentérostomie : le malade guérit.

Des cas semblables multiples sont signalés par Mayo-Robson. Je n'ai cité que les principaux.

OBSERVATION XIV

(HABERERN)
« Deutsche medicinische Wochenschrift », 1908.
Tumeurs inflammatoires de l'épiploon

A la suite d'une opération pour hernie inguinale étranglée avec adhérences épiploïques ayant nécessité de multiples ligatures de l'épiploon à la soie, il se développa au bout de six semaines une tumeur abdominale de la grosseur d'une tête, s'accompagnant de douleurs vives. Le malade avait une apparence cachectique.

Par une incision Haberern pénétra dans la tumeur qui adhérait à la paroi et préleva un morceau pour l'examen histologique. Il referma ensuite le ventre la tumeur étant trop adhérente pour l'extirpation.

L'examen microscopique démontra que la masse était constituée par du tissu de granulation sans aucune trace de dégénérescence maligne. Plus tard un abcès se forma au niveau de la première incision, qu'on ouvrit.

La tumeur diminua progressivement et le malade guérit seul.

Ces tumeurs épiploïques peuvent paraît-il, se développer très longtemps après l'intervention (jusqu'à trois ans) : elles guérissent spontanément le plus souvent ; parfois il se forme un abcès qui peut s'ouvrir dans l'intestin mais qui en général vient poindre sous la peau.

OBSERVATION XV

(M. L. BAZY)

Soc. chirurgie, décembre 1911
Tumeur inflammatoire de la paroi abdominale, d'origine vésiculaire. Opération. Examen histologique.

Une femme d'une cinquantaine d'années portait à la région sous hépatique une tumeur, allongée verti-

calement dans sens des fibres du droit, grosse comme
un œuf de poule, dure, indolente s'immobilisant quand
on faisait asseoir la malade. On conclut à un fibrome
de la paroi. L'intervention eut lieu.

A l'incision nouvel aspect de la tumeur. Celle-ci
adhérait à l'aponévrose, n'était pas encapsulée mais
diffuse et on crut à un sarcome. La tumeur se prolon-
geait par un pédicule large jusqu'à la vésicule biliaire qui par son fond faisait corps avec elle. La vésicule
contenait un calcul enclavé : On pratique la cholécys-
tectomie et la vésicule ouverte largement montre au
point de contact avec le calcul, une ulcération bour-
geonnante, sanieuse, saignante. « A l'examen macros-
' copique on a l'impression d'une tumeur ulcérée de
« la vésicule biliaire propagée à la paroi ». L'interpré-
« tation exacte fut donnée par l'examen histologique :
Les ulcérations de la vésicule biliaire sont purement
inflammatoires, érodantes : les éléments normaux de
la vésicule ont disparu et fait place à un tissu de bourgeons charnus néo conjonctiro-vasculaire. La tumeur
elle-même est aussi entièrement constituée par du tissu
inflammatoire.

Cette inflammation se comporte comme une véritable tumeur et pourtant en aucun point on ne retrouve
les caractères de malignité. « Il s'agit bien dit Bazy,
« d'une inflammation subaiguë se traduisant par une
« cirrhose à marche envahissante ; l'expression im-
« propre de tumeur inflammatoire mériterait donc d'ê-
« tre conservée pour ces variétés d'inflammations qui

« cliniquement aussi bien qu'histologiquement simu-
« lent les formations tumorales ».

OBSERVATION XVI

(M. TAPIE)

Archives médicales de Toulouse. Décembre 1911
Abcès du sein chez l'homme simulant un néoplasme malin

Un homme âgé de trente-huit ans, sans antécédents
ni héréditaires, ni personnels, présente au niveau du
sein gauche une tumeur du volume d'une petite man-
darine, légèrement adhérente à la peau, mobile sur le
muscle pectoral, arrondie et d'une dureté ligneuse.
Cette tumeur indolore a subi une évolution progressive et lente : son début semble remonter à deux ans.
Le mamelon est rétracté : pas de ganglions dans l'aisselle.

Le diagnostic de tumeur probablement squirrheuse
est porté : on pratique l'ablation pure et simple de la
masse.

A l'incision de la tumeur épaisse et dure, il s'échappe un flot de pus jaunâtre d'abord, puis grumeleux et
clair, donnant l'idée d'un abcès froid, d'une mastite
tuberculeuse.

L'examen microscopique ne décèle ni cancer, ni tuberculose ; on aperçoit simplement du tissu inflammatoire.

L'inoculation au cobaye est de plus négative.

« On se trouvait dit M. Tapie, en présence d'un

« abcès simple dont le pus en vieillissant était devenu
« stérile. Quelles ont été les causes de l'infection, il
« serait difficile de le dire. »

L'inflammation simple détermine donc parfois des
néoplasies qui, bien que bénignes, peuvent, cliniquement et histologiquement même, en imposer plus ou
moins pour des sarcomes. Il en est de même des inflammations spécifiques ; tuberculeuses, syphilitiques comme nous allons le voir.

DEUXIÈME CATÉGORIE

Pseudo-sarcomes syphiliques

OBSERVATION XVII

(MM. NICOLAS et FABRE)

Société chirurgie. Juin 1911.
Tumeur des gaines des fléchisseurs de la main, d'origine
syphilitique.

Il s'agit d'un homme de vingt-neuf ans, opéré pour
tuméfaction épaisse, rosée de la gaine des fléchisseurs
de l'index. L'examen histologique conduisit à l'hypothèse de myélome des gaines.

Le malade ayant eu une récidive rapide à type sarcomateux, on songeait à une intervention radicale,
lorsque Nicolas, frappé des antécédents syphilitiques

du malade et des caractères de l'examen histologique
se rapprochant des lésions syphilitiques tertiaires,
souleva l'hypothèse peu vraisemblable au point de
vue clinique de lésion syphilique. Un mois après grâce
à un traitement intensif, la guérison était complète.

OBSERVATION XVIII

(M. LERICHE)

In Lyon Chirurgical. Juin 1910.

Tumeurs scapulaire et claviculaire avec récidive post opératoire, pseudo-sarcomateuse.

Un homme de trente cinq ans, sans antécédents vé-
nériens héréditaires ou acquis, présentait deux tumeurs, une de la région claviculaire, l'autre de la
fosse sous-épineuse. Après échec du traitement spécifique et de la radiothérapie, on lui évidait une tumeur
sarcomateuse située sous la clavicule et adhérente à
l'os.

Au centre de la tumeur, d'apparence sarcomateuse,
il existe un foyer caséeux qui fait porter le diagnostic
de tuberculose.

Le malade guérit rapidement et l'examen histologique montrant des cellules géantes semble confirmer
le diagnostic clinique.

Un mois plus tard, nouvelle intervention pour l'a-
blation de la masse scapulaire : mais cette dernière
ressemblait tellement à un sarcome périostique que

les chirurgiens enlevèrent la plus grande partie de l'omoplate. Le malade guérit sans incident.

Microscopiquement, l'aspect de la tumeur était celui d'un sarcome fuso-cellulaire avec quelques rares myéloplaxes.

Entre temps, le malade présenta une induration ligneuse de la clavicule et de la région sous claviculaire, qui fut considérée comme une récidive de la première tumeur faussement étiquetée tuberculeuse.

Aussi quelques temps après, on dédoubla longitudinalement la clavicule enlevant largement les tissus infiltrés. Mais des bourgeons sarcomateux caractérisés apparurent dans la plaie avant la cicatrisation.

Bientôt une toute petite tumeur cutanée du flanc droit que le malade présentait depuis des mois devint douloureuse. Son extirpation fut pratiquée. Grosse comme une noix, elle offrait à la coupe l'aspect d'une gomme et après examen histologique, L. Dor affirma la syphilis.

La réaction de Wassermann fut du reste positive : Quant à la récidive claviculaire, elle augmentait toujours. On essaya le traitement mixte intensif cette fois : pendant les quinze premiers jours aucune amélioration puis peu à peu les malaises généraux disparurent et au bout d'un mois, il ne restait plus rien de l'infiltration du creux sous claviculaire.

Voici donc chez un individu niant toute syphilis et n'en présentant aucune trace, deux tumeurs qui ont l'aspect clinique et l'évolution d'un sarcome, qui opératoirement et histologiquement sont considérés comme le sarcome ; leur récidive a tous les caractères morphologiques d'une repullulation maligne et cependant elles sont le fait d'une syphilis absolument indiagnosticable, fortuitement soupçonnée et rebelle au traitement.

OBSERVATION XIX
(MM. LERICHE et MOLLARD)
Pseudo-sarcome angulo-maxillaire

Une femme de quarante-six ans, à antécédents syphilitiques probables, porte depuis six mois une tumeur à la région angulo-maxillaire droite que par exclusion on reconnaît pour un branchiome. On en fait une ablation très pénible d'ailleurs et malgré la formation d'un hématome anévrysmal ayant nécessité une ligature de la carotide primitive, la malade guérit rapidement.

La pièce avait l'aspect lardacé, sarcomateux et après examen histologique le diagnostic de sarcome est fait.

Quelques mois plus tard, l'apparition de phénomènes dysphagiques graves semble indiquer une récidive lorsqu'une ulcération palatine fait songer à la syphilis. Un traitement mercuriel régulier montre l'exactitude de ce diagnostic,

OBSERVATION XX
Société chirurgie. Nov. 1911
(SEBILEAU)
(Tumeur syphilitique du corps thyroïde)

Cas d'une femme âgée de vingt-neuf ans, porteur d'une tumeur thyroïdienne. De consistance uniformément dure, du volume d'une grosse orange, enclavée dans le cou, elle avait subi une évolution rapide. On porta le diagnostic de cancer. Ce néoplasme produisant des troubles dyspnéïques intenses, on décida l'opération. Mais cette tumeur était si solidement enclavée qu'on dut se contenter de faire la simple ouverture des voies aériennes ; le tissu dur, scléreux, blanchâtre ne laissait aucun doute sur la nature maligne.

Entre temps, surpris de voir l'évolution du processus subir un temps d'arrêt, Lemaître eut l'idée d'administrer à la malade de l'iodure et du mercure. En quelques jours la guérison survint.

Il s'agissait donc de syphilis et non de cancer. D'ailleurs certaines thyroïdites chroniques, calleuses peuvent facilement donner le change. Ne sont-ce pas là des pseudo-tumeurs inflammatoires ?

OBSERVATION XXI
(In thèse CHÊNELOT)

Femme présentant au niveau de l'omoplate une tumeur développée assez rapidement.

Elle adhère à l'os, est douloureuse à la pression, re-

couverte par des téguments sillonnés de petites vei-
nosités. Le diagnostic de sarcome paraît probable lorsque la malade apprend à M. Favre qu'elle est syphilitique. Un traitement mercuriel intensif guérit la malade, en un mois.

OBSERVATION XXII
(LE DENTU)
Congrès de chirurgie. 1889.

Cas d'un confrère à qui trois professeurs de la Faculté avaient conseillé l'amputation de la jambe pour
sarcome supposé et qui guérit par le traitement spécifique.

OBSERVATION XXIII
(LOMBROSO DE LIVOURNE)

Une femme portait sur angle droit du pariétal une
volumineuse tumeur ulcérée simulant un ostéo-sarcome, qui guérit admirablement par le traitement antisyphilitique.

OBSERVATION XXIV
(In thèse CHÉNELOT)
Sur un cas d'ostéomyélite gommeuse diffuse de la moitié
inférieure de la diaphyse fémorale simulant un ostéo-sarcome.

Une malade âgée de vingt-huit ans souffre de la
cuisse gauche qui présente une tumeur dure, mame-

lonnée, la peau est normale à ce niveau. Pas de ganglions. Teint amaigri. On pense à la syphilis ; le traitement d'épreuve prescrit amène une prompte guérison.

OBSERVATION XXV
(FEULARD)
Bulletin de Société de dermatolog. et syphilig.

Une malade, niant antécédents spécifiques, souffrait de la cuisse gauche qui à l'occasion d'un traumatisme augmenta singulièrement de volume et se recouvrit d'une teinte ecchymotique. Croyant à une tumeur maligne on conseilla au malade l'amputation. Pris de peur ce dernier disparait et revient plus tard porteur de cette même tumeur ulcérée ; les ulcérations ayant l'apparence gommeuse, on essaya le traitement spécifique qui amena en deux mois la guérison.

OBSERVATION XXVI
(In thèse CHÉNELOT)

Femme de quarante ans, présentant au-dessous du cou de pied sur le côté interne, une tumeur ulcérée, champignonnante, sanieuse, d'odeur fétide. La malade nie la syphilis. C'est l'aspect d'un sarcome ulcéré. Certaines lésions du pharynx attirent l'attention vers la syphilis. Le traitement spécifique réussit merveilleusement.

Nous avons donc vu, par le relaté de ces quelques

observations, des gommes syphilitiques, des syphilomes donner lieu à des erreurs de diagnostic souvent fâcheuses. Dans une série de cas, ce sont des gommes crues qui ont donné le change avec le sarcome, dans une autre série, ce sont des gommes ulcérées qui ont amené des confusions avec une tumeur maligne ; ces ulcérations à fond bourgeonnant, sanieux, parfois d'odeur fétide ; ces fongosités saignant facilement donnent, en effet, plutôt l'aspect de sarcome ulcéré que celui d'une ulcération spécifique.

La coexistence seule d'accidents spécifiques avec les tumeurs, en amenant à prescrire le traitement mixte, nous met sur la voie du diagnostic.

Les antécédents manquent souvent en effet.

TROISIÈME CATÉGORIE
Pseudo-Sarcomes tuberculeux

OBSERVATION XXVII
(M. R. PICQUÉ)
Société chirurgie. Séance, 6 décembre 1911.
Abcès froid simulant un ostéo-sarcome

Cas d'un officier, porteur d'une tuméfaction de la racine de la cuisse ,soulevant la région obturatrice, d'une dureté ligneuse et collée au squelette du bassin. Etat général florissant. On pensait à un ostéo-sarcome.

L'incision exploratrice conduisit, après avoir traversé une forte épaisseur de tissus lardacés, dans une cavité purulente du volume d'une noix, qui par un trajet étroit et anfractueux remontait jusqu'au canal obturateur. En somme il s'agissait d'un abcès froid ayant infiltré les muscles adducteurs d'une coque épaisse de plusieurs centimètres.

OBSERVATION XXVIII
(TUFFIER)
(Même séance)
Tumeur costo-claviculaire chez un tuberculeux

Homme de dix-neuf ans, présentant une tumeur de la région costo-claviculaire qui avait été étiquetée ostéo sarcome. Une tentative opératoire a lieu ; résection d'une partie de la clavicule, ablation de tout le plastron chondro-costal jusqu'à la cinquième côte. Le malade guérit mais a fait depuis de la tuberculose pulmonaire sans trace de métastase quelconque de son néoplasme .

« Le succès opératoire ainsi que les suites patholo-
» giques, dit Tuffier sont de nature à me faire douter
» de l'existence d'un sarcome. »

OBSERVATION XXIX
(S. DELBET)
Séance Soc. chir. 28 juin
Tumeur pseudo-sarcomateuse de partie inférieure du fémur : désarticulation de la hanche. Reprise des coupes par Cornil : indiquant sa nature tuberculeuse.

Un jeune garçon présentant une tumeur de la partie inférieure du fémur droit subit une désarticulation

de la hanche ; l'examen histologique fait par Cornil
ayant confirmé le diagnostic de sarcome à myeloplaxes.

L'enfant n'ayant jamais eu de récidive, Cornil reprit
les coupes et y découvrit à sa grande surprise des bacilles de Koch.

Ce cas est des plus instructifs, et des plus intéres-
sants.

À ce sujet Delbet expose ses théories de rapprochement entre les myeloplaxes et les cellules géantes ;
nous y reviendrons plus loin.

OBSERVATION XXX
(DELBET)
Tumeur d'origine bacillaire, histologiquement sarcomateuse

Une fillette laparotomisée pour péritonite tuberculeuse et guérie, présente quelques années plus tard
une tuméfaction de l'extrémité supérieure du tibia
droit. Malgré l'intégrité de l'articulation Delbet grâce
aux antécédents fait le diagnostic de tuberculose.

L'opération conduit sur une tumeur solide très vasculaire, que l'examen histologique montre être un
sarcome à myéloplaxes.

L'évidement amène la guérison. Mais deux ans plus
tard, cette malade présente une récidive de sa péritonite tuberculeuse à laquelle elle succombe.

Une question importante est soulevée par cette observation ; c'est l'origine tuberculeuse de quelques

sarcomes. Le rapprochement clinique est frappant et comme dit Delbet « si le développement d'un sarcome » à myéloplaxes, entre les deux phases de l'évolution » d'une péritonite tuberculeuse n'est pas à lui seul, » une preuve de son origine bacillaire, il en est à » coup sûr une sérieuse présomption ». Nous reviendrons dans un autre chapitre sur cette discussion.

OBSERVATION XXXI
Sarcome du bassin chez une tuberculeuse

Une jeune fille de dix-sept ans ayant des antécédents héréditaires et personnels entachés de tuberculose prend des douleurs dans la hanche droite en même temps qu'elle maigrit, si bien qu'un chirurgien fait le diagnostic de coxalgie.

Trois mois plus tard apparait au niveau de la fesse une tuméfaction volumineuse ; il s'agit sans doute d'un sarcome du bassin. Du reste un peu plus tard apparaît une métastase frontale indolore. A l'auscultation on trouve des signes de tuberculose qui semblent marcher de pair avec la tumeur : accès fébriles, fièvre hectique. La malade meurt. A l'autopsie on voit une tumeur grosse comme une tête de fœtus, logée dans la fosse iliaque externe, développée aux dépens de l'ilium. A la coupe, aspect lardacé.

Histologiquement sarcome fuso cellulaire. Il existe un double épanchement pleural séro-fébrineux et de l'infiltration tuberculeuse des sommets.

En somme, évolution simultanée chez une tuberculeuse, d'un sarcome osseux et d'une phtisie pulmonaire. Le parallélisme fut tel que l'idée d'une communauté d'origine s'imposait, paraît-il, à tous ceux qui examinaient cette malade.

Il y a là, comme le pensent Leriche et Poncet, une forte présomption en faveur de l'étiologie tuberculeuse de quelques sarcomes et sans oser formuler des conclusions ,il n'en est pas moins vrai que de telles observations ne sont pas rares. Il semble donc qu'il n'y ait pas de limite tranchée, dans certains cas, entre la tuberculose et le sarcome et que l'on puisse trouver des transitions, des liens de parenté. Il y a là, comme le disent Leriche et Poncet, « un mystère que ni l'histo- « logie, ni la bactériologie, ni l'expérimentation n'ont « pu trancher jusqu'à présent. »

OBSERVATION XXXII

(J. Lereboullet et Marcolles)
Un cas de lymphosarcome ganglionnaire et testiculaire

Ces auteurs ont observé un enfant atteint de tumeurs ganglionnaires multiples, micropolyadénite, associée à une double tumeur du testicule.

L'aspect des ganglions ici indurés, là pseudo caséeux, le volume modéré des testicules, durs et bosselés portaient au diagnostic de tuberculose, que semblaient appuyer les résultats des épreuves de cuti et d'intradermo réaction, nettement et fortement posi-

tives ; dans la suite, un mal de Pott latent semblait
pouvoir être dépisté, l'enfant ayant présenté une para-
plégie spasmodique.

En réalité, l'ablation d'un ganglion volumineux,
d'apparence lymphosarcomateuse tant à l'œil nu qu'au
microscope, fit conclure à l'existence d'un lymphosarcome ganglionnaire et testiculaire. Diagnostic que
vint confirmer l'évolution clinique et l'autopsie.

Une étude histologique complète, montrant le caractère à la fois inflammatoire et néoplasique des
lésions, la présence et l'aspect des cellules géantes
dans ces dernières, permirent aux auteurs de se demander si la tuberculose n'était pas la cause réelle de
tout et s'ils n'avaient eu affaire à une néophasie lymphosarcomateuse d'origine bacillaire.

OBSERVATION XXXIII
(FORGUE et MASSBUAU)
Forme hypertrophique pseudo-néoplasique de la tuberculose
des gaines tendineuses

Une femme de quarante ans, domestique dans une
famille de tuberculeux ouverts, se pique avec un cou-
teau, au niveau de la gaine carpienne du fléchisseur
du pouce où il se forme une petite nodosité : c'est la
lésion d'inoculation. Puis, la partie antibrachiale de
la gaine interne de la même main devient le siège
d'une tuméfaction progressive, gênant les mouve-
ments et provoquant quelques douleurs spontanées :
évolution lente. Cette tumeur, de la grosseur d'un

petit œuf de poule, aplatie suivant l'axe du tendon,
est ferme, dure, de consistance égale et donne l'aspect
clinique d'un néoplasme.

L'étude histologique montrait que l'on avait affaire
à une lésion tuberculeuse localisée, remarquable par
sa tendance à créer un type hypertrophique simulant
le néoplasme.

Ces tumeurs bacillaires peuvent siéger du reste un
peu partout. Ainsi la tuberculose chronique du cœ-
cum, peut parfaitement simuler le cancer et souvent
l'examen microscopique seul arrive à révéler la nature
de la masse.

Mayo Robson a trouvé dans deux cas des tumeurs
tuberculeuses chroniques de l'intestin grêle, laissant
des doutes au sujet de leur nature : dans le premier
cas, il excisa 45 centim. d'iléon, dans l'autre il fit une
entero anastomose. Pour les deux cas il y eut guérison.

Dans l'édifice de ces pseudo-néoplasmes, il ne faut
pas oublier, après la tuberculose, une affection qui,
quoique plus rare, n'en joue pas moins un rôle important : ce sont les diverses mycoses :

Parmi ces mycoses, la plus fréquente à coup sûr est
la sporotrichose.

QUATRIÈME CATÉGORIE
Pseudo-Sarcomes mycosiques

OBSERVATION XXXIV
(MORESTIN)
Société chirurgie, novembre 1911.
Sporotrichose de la partie postérieure de la cuisse simulant
un sarcome.

Une femme présentait à la partie postérieure de la
cuisse droite, au-dessus du creux poplité, une tumeur
du volume des deux poings, tumeur très dure, à limites indécises, logée dans l'épaisseur des muscles, sans
adhérence à la peau, ni au squelette. Sous la peau de
cette dernière région, deux petites masses dures, grosses comme des noisettes, fixées à l'aponévrose et qui
semblaient des noyaux erratiques de même nature que
la tumeur principale. Au dire de la malade, cette tumeur évoluait depuis plusieurs années d'une façon
indolore, et avait subi un accroissement manifeste à
la suite d'une grossesse antérieure.

Pas de douleurs, pas de modification de l'état général, pas de ganglions inguinaux.

Après avoir recherché vainement la syphilis, Morestin conclue au sarcome.

La malade est opérée : la tumeur incisée apparaît
indiscutablement un sarcome ; le chirurgien en fait
l'extirpation très laborieuse et très large. La femme

guérit fort bien. La pièce ayant été égarée, on ne put
faire d'examen histologique.

Deux mois plus tard, l'opérée revient présentant
une nouvelle tumeur développée sur les limites du
mollet et du creux poplité : masse dure, mal limitée,
indolente. On croit à une récidive de sarcome et le
chirurgien décide une nouvelle opération locale : cette
fois, la malade refuse l'intervention et s'en va.

Morestin croyait la malade morte depuis longtemps
quand, huit ans après, elle revint le voir. Sa tumeur
du mollet avait spontanément disparue, mais elle présentait le long de la cuisse trois ulcérations profondes
à fond jaune grisâtre, entourées d'un large empâte-
ment rougeâtre, ayant l'aspect de gommes. Pensant
alors qu'il avait opéré quelque volumineux syphilome,
le chirurgien essaya le traitement spécifique qui
amena une rapide amélioration.

Mais, d'autre part, Morestin avait eu l'heureuse idée
de faire rechercher la sporo-agglutination, qui fut tout
à fait positive. Il est donc indéniable que cette femme
était atteinte d'une forme particulière de sporotrichose.

OBSERVATION XXXV

(MORESTIN)
Pseudo-sarcome sporotrichosique de la cuisse

Il s'agit d'un malade porteur d'une tumeur musculaire à la cuisse ; tumeur qui, prise isolément, aurait
simulé un sarcome. Mais comme il présentait aux

membres supérieurs des abcès superficiels et des ulcérations pouvant faire penser à la sporotrichose, Morestin lit rechercher dans le pus de ces abcès les champignons caractéristiques par M. Ravaud, qui obtint des
cultures de Sporotrichum Beurmanni. Le traitement
ioduré amena rapidement la guérison.

Ces faits prouvent combien il faut apporter de réserve au diagnostic de sarcome des muscles ; ils prouvent aussi la nécessité de faire intervenir les mycoses
dans le diagnostic différentiel des sarcomes des parties
molles, et, en présence d'une lésion mycosique isolée,
profonde simulant le sarcome, rien en dehors du
laboratoire et du traitement d'épreuve ne pourrait per-
mettre d'éviter l'erreur.

CHAPITRE III

Résumé clinique et Pathogénie

La clinique nous trompe donc bien souvent et nous avons vu ces masses dures, indolores, subissant un accroissement manifeste, sans retentissement ganglionnaire, avec circulation veineuse sous-cutanée ; ou ces ulcérations d'aspect néoplasique, n'être que des lésions inflammatoires, tuberculeuses, syphilitiques ou mycosiques.

Un grand nombre de néoformations considérées comme sarcome, ne sont pas des tumeurs authentiques, mais simplement le résultat d'une inflammation nodulaire chronique, traumatique, parasitaire ou infectieuse, dont l'accroissement relève de la persistance de l'aspect causal.

Les pseudo néoplasmes inflammatoires exigent pour se développer que l'agent irritant continue à agir de façon modérée et persistante. « C'est ce qui s'observe « en particulier à la suite de certaines irritations phy-« siques ou chimiques indéfiniment répétées, ou, par « le fait de certains microbes, de certains parasites à « virulence peu intense mais particulièrement résis-« tants aux défenses de l'organisme. » (Durante).

Le tréponème, à côté des gommes miliaires, réalise plus souvent les formes subaiguë et chronique. Il en est de même des streptothrix comme le bacille tuberculeux et des mycoses en général. Les coccidies occasionnent aussi des réactions à allure plutôt lente : ainsi d'ailleurs que des parasites plus élevés.

Ces faux néoplasmes incomplètement opérés récidiveront nécessairement sur place, tant que l'on n'aura pas extirpé ou détruit le ou les points où siège l'agent irritant.

La récidive locale n'est donc pas une preuve suffisante de malignité.

Ces pseudo-néoplasmes peuvent enfin se compliquer de pseudo-métastases : il ne s'agit nullement de greffes de cellules néoplasiques malignes, mais simplement d'infection à localisations multiples entraînant in situ une inflammation subaiguë et chronique. L'observation XVIII de Leriche relatée dans ma thèse, concernant la récidive d'une tumeur nettement syphilitique et non sarcomateuse comme on l'avait d'abord cru, est une preuve à l'appui.

Aussi, l'augmentation progressive de volume, la récidive sur place après extirpation incomplète, l'apparition en d'autres points de néoformations ayant la même structure fuso-cellulaire : cette triade, considérée généralement comme caractéristique du sarcome, de la tumeur conjonctive maligne, peut être réalisée dans certaines conditions, en dehors de tout élément malin, par l'inflammation aiguë ou chronique.

CHAPITRE IV

Anatomie Pathologique

L'examen histologique peut-il nous aider avec fruit dans nos investigations ? Dans quelques cas il nous est d'un précieux secours ; dans d'autres, au contraire, il nous laisse bien perplexe car, ici comme en clinique, il n'y a pas de délimitation bien tranchée et l'on peut trouver dans une même coupe des éléments divers dont l'interprétation nous échappe et embarasse le meilleur histologiste. On y retrouve, même, nous le verrons, des transitions entre ces éléments.

Et tout d'abord l'inflammation banale, c'est à dire non spécifique, due simplement aux agents communs du processus infectieux, est capable de produire des tumeurs simulant, au point de vue histologique même, les tumeurs malignes : les observations relatées précédemment à ce sujet en font foi.

Dans l'inflammation subaiguë, surtout, la prolifération moins hâtive que dans la forme aiguë, laisse aux cellules le temps d'évoluer, jusqu'à un certain point qui les éloigne de l'état embryonnaire. Ces cellules, n'ayant pas d'autre part le temps de sécréter des fibres sur lesquelles elles s'étalent à l'état adulte, affec-

tent des formes variables : le plus souvent elles ont
l'aspect de cellules allongées, ovoïdes ou même franchement fusiformes dont les noyaux ovalaires tendent
également à s'allonger.

Mais à côté du sarcome fuso-cellulaire, d'autres formes peuvent être simulées par l'inflammation. Le
pseudo sarcome à myéloplaxes n'est pas une forme
exceptionnelle : on le rencontre fréquemment dans
l'inflammation subaiguë des muscles : les cellules nées
par régression cellulaire des fibres musculaires pren-
nent un aspect fusiforme, tandis que des amas de sar-
coplasme dessinent de fausses cellules géantes facilement prises pour des myéloplaxes. L'épulis peut aussi
réaliser les aspects histologiques de toutes les variétés
de sarcomes avec ou sans cellules géantes et récidive
sur place. L'analogie frappante des myéloplaxes avec
les cellules géantes, a été en effet signalé dans les sarcomes par Robin. On a objecté que ces deux éléments
différaient par la disposition des noyaux, périphéri-
ques dans les cellules géantes, occupant toute la cellule dans les myéloplaxes : ce n'est certes pas là un
caractère bien spécial ; car on peut admettre, nous dit
Robin, que les noyaux centraux se sont détruits par
nécrose, et considérer la cellule géante comme un myéloplaxe plus avancé dans son évolution.

M. Renaud lui-même admet que les myéloplaxes ne
sont que des cellules géantes retrouvables dans presque tous les sarcomes, syphilomes, tuberculomes et
même dans certaines inflammations non spécifiques.

La présence de vaisseaux sans paroi propre, que l'on donne comme un caractère propre au sarcome, peut se retrouver aussi dans les pseudonéoplasmes.

Leriche nous confie qu'il opéra une infiltration sarcomateuse localisée du fémur pour laquelle une biopsie fit dire sarcome probable et que l'évidement montra n'être que la réaction inflammatoire d'un vieux foyer d'ostéomyélite chronique : la bactériologie y décela d'ailleurs du staphylocoque.

« La liste serait longue, dit Leriche, de tous ces « pseudo-sarcomes développés dans la paroi abdomi « nale, l'épiploon, l'intestin, sur les membres, autour « des corps étrangers, d'écharde de bois, de fils de « soie, etc... L'emploi exclusif du catgut dans la chi- « rurgie du ventre en fait diminuer la fréquence. Un « clinicien non prévenu s'y trompe à coup sûr et « l'examen histologique induit aussi très souvent en « erreur. Personne ne pourrait dire le nombre de ces « phlegmons ligneux dont les amas leucocytaires « groupés entre des mailles fibreuses en ont imposé « pour un sarcome à grosses cellules. » Combien de sarcomes ont été considérés comme chirurgicalement guéris qui n'étaient que ces inflammations chroniques à allure sarcomateuse !

Les inflammations spécifiques se comportent également de la sorte.

Reprenons à ce sujet l'observation XVII ayant trait à un cas de tumeur syphilitique des gaines ; l'examen histologique fut le suivant : « Un stroma fibrillaire

« infiltré d'éléments cellulaires de forme très varia-
« ble, présence de cellules inflammatoires, de cellules
« épithelioïdes en amas arrivant à former des éléments
« multinuclées. » Ces éléments multinuclées sont dus
à la fusion de plusieurs cellules épithelioïdes après la
disparition de leur membrane propre. Nous avons
donc là l'aspect microscopique de la lésion tuberculeuse ou du sarcome à myéloplaxe ; Nicolas et Favre
ont de plus rencontré ces cellules géantes dans les
lésions syphilitiques tertiaires. En l'espèce on avait
affaire à la syphilis.

L'observation XVIII présente aussi un intérêt considérable : L'examen histologique de la première tumeur
claviculaire montre de nombreuses cellules géantes et
fait croire à la tuberculose. La deuxième tumeur scapulaire donne l'aspect sarcomateux, sarcome fuso et
globo cellulaire. Sur ces entrefaites on enlève une tumeur du flanc droit dont la coupe a l'aspect d'une
gomme : nécrose centrale ; quelques cellules géantes
autour des vaisseaux atteints d'endartérite et oblitérés.

Un nouvel examen de la tumeur scapulaire considérée d'abord comme un sarcome à myéloplaxe montre
les mêmes lésions que dans la gomme.

L'abondance des cellules géantes avait, en effet, fait
penser à une tumeur à myéloplaxes et les diagnostics
de sarcome, tuberculose et syphilis furent tour à tour
discutés. Or il s'agissait nettement de syphilis, le résultat positif de la séro réaction et l'influence du traitement spécifique ont bien suffi à le prouver.

En ce qui concerne la tuberculose, Forgue et Massabuau, Mario Donati ont établi la nature tuberculeuse
de ces tumeurs simulant à s'y méprendre les myélomes des gaines. En effet l'élément caractéristique de
ces myélomes est une cellule géante que l'on a voulu
différencier du myéloplaxe des sarcomes, pour la rap-
procher du myéloplaxe de la moelle osseuse.

Or, comme le disent Forgue et Massabuau : « Rien
« n'est plus trompeur que ces analogies morpholo-
« giques, notamment quand il s'agit de cellules géan-
« tes. Prise isolément, la cellule géante tuberculeuse
« diffère bien peu d'une cellule géante syphilitique ou
« de celle d'un nodule sporotrichosique et il est par-
« fois impossible de distinguer d'avec les myéloplaxes
« les cellules géantes de certains endothéliomes ou
« sarcomes ou même les cellules géantes épithéliales
« que forment quelquefois le cancer. La cellule géan-
« te ne doit être considérée que comme un élément cel-
« lulaire en état de suractivité fonctionnelle, état qui
« se caractérise par l'hypertrophie du protoplasma et
« la division du noyau et qui est réalisé dans le but
« d'une phagocytose plus active. Tous les processus
« inflammatoires peuvent créer des lésions inflam-
« matoires renfermant des cellules multinuclées. »

On peut en déduire que la présence, dans une tumeur où le diagnostic est hésitant, de myéloplaxes et
de cellules géantes doit faire songer à la fois à plusieurs
affections : sarcome, tuberculose, syphilis, sporotrichose, inflammation simple.

MM. Poncet et Leriche vont même plus loin et prétendent que non seulement la tuberculose comme la syphilis sont capables de créer des réactions inflammatoires d'aspect sarcomateux : mais encore que ces deux affections sont dans certains cas à l'origine de vrais tumeurs malignes, qu'elles peuvent édifier des sarcomes reconnus authentiques à l'examen histologique, susceptibles de s'améliorer pour ce qui est de la syphilis par un traitement spécifique.

L'observation XVIII de M. Leriche, déjà relatée est particulièrement instructive à ce sujet : il s'agit nous l'avons vu, d'un malade qui niant toute syphilis, était porteur de deux tumeurs, une claviculaire, l'autre sousépineuse, opératoirement et histologiquement qualifiées sarcome ; leur récidive avait tous les caractères d'une récidive sarcomateuse et cependant elles étaient le fait d'une syphilis indiagnosticable, très rebelle au traitement. « Pourquoi dire, dit Leriche, qu'il s'est « agi là d'un pseudo sarcome d'origine syphilitique, « puisque tout en affirmait un vrai, la clinique et « l'histologie. On pensera peut-être que l'évolution ne « fut pas celle d'un sarcome, puisque le malade a « guéri, mais il est certain que sans l'insistance que « l'on a mis à lui faire suivre un traitement mixte, cet « homme serait mort à coup sûr, tant se marquait « progressivement sa déchéance physique. »

A propos des relations entre la tuberculose et le sarcome, on a pu retrouver sur certains sujets la coïncidence des deux lésions, ce qui est peut être une preuve en faveur de l'origine bacillaire possible de quelques sarcomes.

Pieri cite un cas de sarcome du pylore avec adénites correspondantes tuberculeuses.

J. Lereboullet et Marcorelles (observation XXXII) : virent un enfant présentant de la micropolyadénite associée à une double tumeur testiculaire que tour à tour on rapporta à la tuberculose puis au sarcome. L'histologie vint montrer que la localisation primitive au testicule était douteuse, de plus la présence et l'aspect des cellules géantes dans les lésions permirent à ces professeurs de se demander, si on n'était pas en face d'une néoplasie lymphosarcomateuse d'origine bacillaire.

Gougerot vit un petit sarcome fuso-cellulaire sous rotulien donner une inoculation positive.

L'observation XXIX de Delbet, au sujet d'une tumeur de la partie inférieure du fémur qui amena la désarticulation de la hanche chez un jeune garçon et dans laquelle, Cornil retrouva plus tard des bacilles de Koch, paraît aussi en faveur de cette opinion.

Dans un tuberculome sous-cutané du doigt, Gougerat et Delbet ont observé côte à côte, en certains points la structure des follicules tuberculeux, en d'autres la structure d'une tumeur à myéloplaxe.

Aussi il y a quelques années, Delbet affirmait à la société de chirurgie sa conviction que certaines tumeurs à myéloplaxes ne sont que des formes de tuber-

culose et qu'il y a une relation entre les myéloplaxes
et les cellules géantes.

« On note, dit Gougerot, toutes les transitions entre
« les cellules géantes tuberculeuses et les grandes cel-
« lules, véritables myéloplaxes. Cette structure semble
« prouver que le bacille de Koch peut réaliser des
« lésions histologiques identiques à celles des tumeurs
« à myéloplaxes. »

Il paraît donc établi que la tuberculose est capable de
susciter des réactions conjonctives, non folliculaires,
dont la structure est celle de certaines tumeurs. Mais
les recherches bactériologiques n'ont point encore confirmé ces intéressantes constatations anatomiques. Du
reste il semble qu'il ne faille pas s'aiguiller dans cette
voie au lendemain du jour où l'on a affirmé la non
spécificité de la cellule géante produit réactionnel fré-
quent dans diverses lésions. A cela nous répondrons
encore avec Leriche « qu'importe, toutes les recher-
« ches sont bonnes dans cet ordre d'idées, puisqu'el-
« les tendent à éclairer un point de l'étiologie des tu-
« meurs. »

Pour nous résumer, nous avons voulu jusqu'ici si-
gnaler deux ordres de faits :

Tout d'abord, il y a des pseudo-sarcomes donnant le
change au point de vue clinique, et même histologique
avec les sarcomes vrais : ce sont des tumeurs, inflammatoires pures, tuberculeuses, syphilitiques ou mycosiques. En second lieu, il semble exister des sarcomes
histologiquement vrais, à l'origine desquels on retrouve la tuberculose ou la syphilis,

CHAPITRE V

Diagnostic

Nour abordons ici le point le plus important et le plus délicat. En présence de telles similitudes, comment ferons nous dans les cas suspects la différenciation entre les tumeurs inflammatoires et les tumeurs malignes ?

Examinons donc, les ressources fournies tour à tour par la clinique, l'histologie et le laboratoire : et tâchons au fur et à mesure, d'y puiser des renseignements utiles, capables de nous éclairer dans nos investigations.

M. Lejars insiste sur deux points. D'abord il faut étudier la forme de la tumeur, ses caractères de surface et d'extension : la tumeur inflammatoire a des limites diffuses, des contours imprécis, infiltre les tissus : il y a là une « simple nuance du palper qui suffit à créer le doute ».

Ensuite ce sont les accidents fébriles et douloureux du début qui seront à rechercher avec soin. Tuffier bat en brêche ce second signe en rappelant que les sarcomes s'accompagnent eux aussi, fréquemment de température et qu'on ne peut se baser sur ce fait pour éclaircir un diagnostic.

Seule la généralisation reste le critérium valable de la maliginté : encore a-t-elle été trouvée quelquefois en défaut : certaines inflammations pouvant s'accompagner de pseudo-métastases.

Du reste comme le dit M. le professeur Mériel. « Cette métastase, cette greffe spontanée viscérale sur « l'individu lui-même, peut tarder à se montrer et « nous laisser ainsi pendant longtemps dans la cruelle « incertitude de l'amputation ou de la conservation ».

La biopsie sans être une pierre de touche, apporte cependant un élément de plus à la discussion. L'examen histologique, en effet, est souvent bien complexe ; lorsque par exemple on ne retrouve plus dans la coupe aucun des traits tenus pour caractéristiques, ou que l'on découvre une singulière association du tissu inflammatoire et du néoplasme ; les scléroses inflammatoires d'ailleurs, dans certaines conditions peuvent subir des dégénérescences néoplasiques.

Aussi pour éviter l'erreur le plus possible, dans cet examen microscopique ; on y apportera une technique particulière : .

Tout d'abord, on ne doit plus se borner à de minimes prélèvements fragmentaires en pleine tumeur, comme on a coutume de le faire ; on enlèvera un segment assez volumineux de la masse ou de la périphérie : et sur ce segment on se livrera à l'examen de coupes multiples.

Ensuite on ne pratiquera pas un simlpe examen objectif de la coupe ; c'est en reconstituant les étapes successives, en cherchant à déterminer non pas la lésion ,mais le processus général en jeu, que l'on arrive à établir la signification véritable des modifications observées et à fixer un diagnostic hésitant.

« Ce que nous voyons sur les coupes, n'est jamais « qu'un moment de l'évolution des lésions, et il im- « porte d'y suivre non seulement l'évolution des tis- « sus, mais aussi les transformations successives plus « délicates des éléments cellulaires ; au cours d'un pro- « cessus pathologique, de se représenter constam- « ment en lisant une préparation les phases antérieu- « res qui y ont abouti. » (Durante).

Ce sont là de précieuses recommandations que l'on ne saurait trop mettre en pratique.

Et maintenant en présence d'une tumeur suspecte, comment serons-nous amené à soupçonner d'abord, affirmer ensuite la syphilis.

Les antécédents, très importants manquent trop souvent il est vrai.

D'après Esmarch, il faut tenir pour syphilitiques possibles, toutes les tumeurs sarcomateuses qui évoluent dans les muscles volontaires ; surtout sterno-cleido-mastoïdien, muscles de l'abdomen, du dos, des membres inférieurs et de la langue ; sur le crâne et le tibia, sur les os courts : omoplate, clavicule.

Pour Esmarch et Delbet il faut encore regarder comme d'origine spécifique tous les sarcomes qui

après extirpation complète récidivent, d'abord lentement puis à intervalles plus rapprochées : Ordinaire
ment les sarcomes véritables sont suivis de récidive
plus rapide. Mais ici une intervention s'impose déjà.

Plus intéressante est la constatation sur le malade,
de stigmates d'hérédo syphilis, de syphilides, d'exan-
thèmes, d'ulcères, de cicatrices.

Nous n'avons énuméré jusqu'ici que des signes de
présomption ; voici, quels sont les moyens pour arriver à un diagnostic ferme dans les cas douteux : le
traitement d'épreuve ,l'examen histologique, la réaction de Wassermann.

Deux cas sont à observer dans nos recherches :

1° la tumeur n'est pas ulcérée ;

2° La tumeur est ulcérée.

Dans le premier cas, le traitement d'épreuve sera
institué avec grand soin : il y a des cas où il doit être
prolongé six semaines, et plus pour être efficace. Le
traitement mixte iodure, mercure est nuisible dans le
cas de sarcome où il donne un coup de fouet à l'affection : il faut alors l'arrêter. Du reste si les antécédents syphilitiques manquent on peut avant le traitement recourir au Wassermann qui positif indique or-
dinairement la syphilis.

On ne doit surtout pas ponctionner une tumeur
pour examiner les produits retirés, car on risque d'a-
jouter une nouvelle infection.

Dans le second cas, tumeur ulcérée, on prélèvera
une parcelle de tissu dont on fera l'examen histologi-

que : nous avons vu que la présence de myéloplaxes et de cellules géantes devait faire penser à la syphilis (Favre, Nicolas) et que du reste la différenciation avec les sarcomes à myéloplaxes était souvent ardue. La non constatation de ces éléments dans les lésions suspectes n'empêchera pas du reste l'application du traitement d'épreuve et la réaction de Wassermann qui nous révèle fréquemment la syphilis latente.

La tuberculose figurant comme la syphilis, à l'origine des pseudo-sarcomes, on n'oubliera pas dans les cas douteux la recherche de cette affection. Or les signes cliniques ici comme ailleurs sont bien incertains : l'évolution froide et presque indolente, la coexistance de ganglions d'aspect tuberculeux, petits et crus en certains points, volumineux et ramollis en d'autres ,la présence d'un pus clair avec grumeaux sécrété par les masses ulcérées sont des éléments qui nous laissent encore perplexes sur la nature du néoplasme examiné.

Or, en l'espèce, nous n'avons plus ce critérium précieux : la médication d'épreuve et nous ne pouvons compter pour faire le diagnostic que sur l'examen histologique et les procédés de laboratoire. L'examen histologique est assez infidèle ; la présence en certains points de la tumeur de follicules tuberculeux ou de quelque cellule géante n'a souvent rien de bien caractéristique, nous l'avons vu à propos de l'anatomo-pathologie.

Aussi aura-t-on recours au laboratoire :

1°) Réactions de l'individu à la tuberculose. (Séro-réaction, cuti-réaction, ophalmo-réaction.)

2°) Inoculations de fragments néoplasiques aux animaux, de préférence à la façon d'Oppenheimer, qui pour avoir un diagnostic plus rapide injecte directement dans le foie du cobaye les produits suspects. Le tissu hépatique se prête, en effet, à une éclosion précoce et considérable des tubercules.

La présence de signes pulmonaires découverts par une auscultation attentive, sera également une forte présomption en faveur de l'origine bacillaire de la tumeur.

La sporotrichose ne doit pas être omise ; bien que plus rare on y songera toujours ; Quelques caractères cliniques négatifs sont en sa faveur : les lésions sporotrichosiques sont remarquables par leur indolence, leur évolution très lente, sans retentissement ganglionnaire : elles sont habituellement multiples.

L'ulcération sporotrichorique n'est pas large, mais au contraire, étroite : c'est une fistulette minime ou étroite à bords déchiquetés : il n'y a pas de bourbillons. Mais ce sont là des signes éminemment variables, qui sont loins d'être aussi nets qu'on les décrit.

Le traitement ioduré amène une amélioration manifeste dans le cas de sporotrichose.

Les signes de certitude nous sont fournis par l'examen biopsique et le laboratoire.

Le microscope nous décelera souvent dans le pus le sporotrichum Beurmanni.

L'inoculation aux animaux n'a guère été expérimen-
tée. Cependant la souris blanche meurt en deux mois
environ d'infection généralisée ; le rat inoculé à la pat-
te avec le pus humain présente des lésions consécutives parfois mortelles (Monier, Vinard, Gougerot).

Mais les procédés de choix pour établir formellement
le diagnostic, consistent dans la pratique des cultures,
la recherche de la séro-réaction agglutinante (Vidal-
Abrani), la réaction de fixation. Nous pourrions y
ajouter l'intradermo-réaction (Gougerot) et la subcuti-
réaction (Paulier et Lutembacher).

Le diagnostic de sarcome ne doit se faire actuellement que par exclusion, après avoir passé en revue et
éliminé tour à tour les affections susceptibles de nous
donner le change avec lui.

Mais il arrive fréquemment que même en présence
d'une tumeur étiquetée sarcome, au double point de
vue clinique et histologique, nous hésitions encore,
lorsqu'il s'agit d'une intervention large, d'une vraie
mutilation : le souvenir d'erreurs commises par les
plus fins anatomo pathologistes, nous poursuit et
nous arrête. Dans ce cas et pour confirmation on pourrait avoir recours aux procédés expérimentaux : La
pratique des greffes en série par exemple, avec constatation que ce sont bien les cellules greffées qui se
multiplient est une preuve scientifique indiscutable.

M. A. Herrenschmidt, chef de laboratoire à la Faculté de Paris, nous donne son appréciation sur les
nouveaux procédés de diagnostic du cancer par le la-

boratoire, qu'il est intéressant de relater : A son avis
l'étude de la résistance globulaire tantôt augmentée,
tantôt diminuée ; la précipito-réaction ; la méthode
de la déviation du complément ont donné des résultats si incertains qu'ils ne sauraient nous arrêter plus
longtemps. C'est aussi l'opinion de MM. Paltauf et
Weinberg qui ont traité du diagnostic du cancer à la
récente conférence internationlac pour l'étude du cancer à Paris. « Quant aux substances non spécifiques
« du sérum des cancéreux : isolysines, antitrypsines,
« ou lipoïdes, meïostagmines, elles sont d'une impor-
« tance capitale, car l'expérience prouve que leur
« quantité est dans l'ensemble notablement plus éle-
« vée lorsqu'il s'agit de cancer que dans la plupart des
« autres maladies. » (Herrenschmidt).

On pourrait donc faire rechercher dans les cas douteux :

1° l'index hémolytique ;

2° le pouvoir antitryptique ou index antitrytique ;

3° la Meiostagmine-réaction.

L'index hémolytique est basé sur la présence d'hé-
térolysines et d'isolysines plus abondantes dans le sang
des cancéreux que dans le sang des tuberculeux ou
individus sains. Ainsi a lieu la réaction hémolytique
d'Elsberg invivo : injection sous la peau du cancéreux probable d'une dilution de globules rouges normaux. Au point d'injection il se forme une tuméfaction brunâtre qui s'affaisse bientôt laissant à sa place
une plaque jaunâtre ou verdâtre si l'hémolyse a lieu.

Cette réaction serait positive, dans 90 % des cas de cancer avéré et dans 100 % de cancers avancés (Krida).

Le pouvoir antitryptique est basé sur ce fait que le sérum sanguin possède normalement à un faible degré le pouvoir de neutraliser l'action digestive des ferments proteolytiques sur l'albumine. Cet index est très élevé dans le cancer.

La meïostagmine réaction (Ascoli et Izard) est fondée sur un principe de physique : lorsque la tension d'un liquide s'abaisse, les gouttes qui composent un volume donné de ce liquide diminuent de dimension et augmentent de nombre. Or sous l'influence de certaines substances dialysables qui entrent en jeu lorsque des anticorps se forment pour la résistance de l'organisme aux invasions pathologiques, l'état de tension des liquides de l'organisme s'abaisse. Nous observons donc la meïostagmine réaction. Ascali arrive à 93 % de résultats positifs dans les tumeurs malignes. Un résultat négatif permet d'exclure avec les plus grandes probabilités le cancer.

« En pratique, devant les cas de diagnostic tout à
« fait hésitant, l'essai de plusieurs procédés vaudra
« mieux que d'un seul et on associera avec avantage
« par exemple la recherche de l'index isohémolytique
« et celle de l'index antitryptique. On obtiendra ainsi
« une indication qui, en accord avec les constatations
« de la clinique devient impérative et doit mener pour
« ainsi dire toujours au diagnostic vrai. » (Herrenschmidt, Journal médic. français, 1911).

Nous voyons donc, que la question de diagnostic en matière de tumeurs est des plus délicates. On ne saurait être assez circonspect avant de se décider à une opération grave.

En résumé, l'examen de coupes multiples prises en différents points et même à la périphérie de la masse, sera pratiqué selon la technique spéciale relatée déjà dans ce chapitre.

Si le doute persiste, aucune ressource du laboratoire (inoculation, séro-réaction, etc.) ne doit être négligée.

Le diagnostic du cancer désormais est un diagnostic d'exclusion.

Pronostic

Le pronostic de ces pseudo-sarcomes dépend essentiellement du diagnostic et par suite de la thérapeutique employée.

Il est bon, si nous arrivons à dépister la nature bénigne du processus néoplasique.

Dans le cas contraire, si par erreur nous pensons à une tumeur maligne ; l'opération sera souvent la conséquence de cette méprise, et l'on décidera des interventions larges, vrais mutilations inutiles qui feront tout simplement du malade un impotent.

Cependant de semblables cas, deviennent et deviendront encore, espérons-le, plus rares, depuis que l'at-

tention des chirurgiens est attirée vers ces tumeurs inflammatoires.

A coté des sarcomes vrais, il existe la classe spéciale
des pseudo-sarcomes que nous avons étudiée en détail
dans cette thèse. Tous les moyens de diagnostic, en
cas de doute, seront mis en jeu pour arriver à la certitude.

CHAPITRE VI

Traitement

La syphilis jouant un rôle important, dans ces pseudo-néoplasmes, nous aborderons en premier lieu le traitement spécifique car il sert en même temps de critérium.

Ce traitement doit être intensif et d'une durée assez longue : si d'ordinaire la médication agit vite, il est des cas où il faut la pousser jusqu'à un mois et plus. L'iodure de potassium et le mercure sont les deux remèdes les plus aptes à lutter contre la maladie vénérienne. Faut-il les employer isolément ou les associer ? En pratique l'association de l'iodure et du mercure semble nécessaire pour enrayer les accidents tertiaires. A priori il semble donc qu'il faille instituer pour nos tumeurs un traitement mixte. Les deux agents n'ont du reste pas la même action thérapeutique : l'iodure de potassium agit sur les syphilis « infiltrées, prolifératives ou dégénératives, c'est un résolutif spécifique des gommes et par là il est un adjuvant utile du mercure. Il n'agit pas sur le virus syphilitique. Le mercure seul est vraiment anti-spécifique et curateur de la

syphilis : si on peut laisser de côté l'iodure, le mercure est nécessaire.

L'iodure de potassium se donnera à la dose moyenne de 3 à 5 grammes chez l'homme adulte, 2 à 5
grammes chez la femme par jour ; chez l'enfant la
dose varie avec l'âge. On pourra aller jusqu'à 10
grammes ; inutile de dépasser ce chiffre car de l'avis
de Fournier si cette dose échoue, les doses supérieures
ne réussissent pas mieux.

On peut objecter que l'association de l'iodure au
mercure, peut influencer favorablement certaines lésions non syphilitiques et devenir ainsi une cause
d'erreur. On sait que l'iodure de potassium guérit les
lésions sporotrichosiques, et peut améliorer les lésions
actinomycosiques : pour éviter toute méprise, s'il y
a des doutes, on soumettra le malade au seul traitement mercuriel : tout en recherchant le sporotrichum,
par des cultures dans le premier cas, les grains jaunes
dans le second.

La médication iodurée donne un véritable coup de
fouet au processus cancéreux : il faut donc surveiller le
malade de très près pour éviter l'aggravation du cancer possible ; ou si on ne peut exercer une étroite sur-
veillance donner le mercure seul.

Sous quelle forme et par quelles voies administrer
le mercure ?

Les préparations solubles donnent les meilleurs résultats curatifs : le biodure de mercure sera de préférence employé, à la dose moyenne de o gr. o1 à o gr.

o2 par jour ou tous les deux jours, on peut aller jusqu'à 0,06 ou 0,08 ; la méthode des injections intramusculaires est la meilleure pour obtenir une action rapide et certaine.

L'hermophényl préconisé par le professeur Nicolas est souvent mieux supporté et peu toxique : il offre l'avantage des injections espacées : 0 gr. 10 à 0 gr. 20 tous les deux ou trois jours.

Avant l'institution du traitement mercuriel et pendant sa durée on examinera les urines au point de vue albumine, on surveillera l'élimination par la méthode de Merget. Des eaux sulfureuses seront avantageusement prescrites. On préviendra les complications buccales par des lavages fréquents.

Localement on pourra faire des frictions légères à l'onguent napolitain, ou se servir de l'emplâtre de Vigo si les tumeurs sont ulcérées.

Les lavages au sublimé pourront aussi rendre des services.

Une médication récente nous offre encore des ressources dans le traitement des pseudo-sarcomes syphilitiques :

Le salvarsan pourra être employé aux doses moyennes de 45 à 60 centimètres cubes en injections intraveineuses ; le néosalvarsan d'un emploi plus facile est beaucoup mieux toléré par l'organisme : les lésions tertiaires s'améliorent très vite sous son influence (M. Bing).

Si la nature tuberculeuse de la tumeur est reconnue,

on aura recours à un traitement à la fois général et local : les malades, surtout les enfants seront exposés au grand air et au soleil (mer ou montagne) ; ils feront de la suralimentation : les bains d'air et de soleil sont des adjuvants précieux.

Localement on peut agir de deux manières différentes. Deux méthodes sont, nous le savons, en présence, pour le traitement de la tuberculose des os et articulations :

1° Le traitement conservateur ;

2° Le traitement opératoire.

Le traitement conservateur préconisé par Calot et dont le professeur Klapp, de Berlin a vanté les succès dans certains cas (16e Congrès international de Budapest 1909) ; consiste on le sait, dans l'immobilisation, l'allégement, l'hyperémie, l'extension et les injections.

Les injections modificatrices sont faites soit avec du chlorure de zinc (Lannelongue), soit avec l'acide cinnamique (Landern) ou l'huile iodoformée.

La méthode de Bier doit être employée de la façon suivante : séance d'une à trois heures, en évitant la douleur et la paresthésie.

Mais certaines restrictions sont à faire au sujet de la méthode conservatrice : d'abord il y a pour elle des conditions particulières : sujet jeune chez qui la maladie évolue lentement, d'une condition sociale suffisante pour s'assurer une bonne hygiène et une bonne nourriture, et aussi pour supporter les frais d'un traitement prolongé. Ensuite les résultats positifs sont loin d'être constants.

Aussi il faudra recourir souvent à la méthode opératoire : grattage, curetage, résections. L'amputation et la désarticulation sont à rejeter le plus possible. A ce sujet rappelons pour mémoire, que le plombage de Mosétig, avantageusement modifié par Fantino et Valon (intervalle de 48 heures entre la résection de l'obturation) amène rapidement la cicatrisation des cavités osseuses et diminue les déformations consécutives.

Un nouveau traitement des tuberculoses locales a été mis en vigueur ces temps derniers par Max Jungengel, en Allemagne et M. P. Louge en France. Il s'agit de protution active et de courte durée de vapeurs iodées sèches ,dirigées, canalisées, insufflées ou injectées dans un but thérapeutique ; en un mot de l'enfumage iodé.

Louge a signalé la guérison d'une ostéo arthrite tuberculeuse du pied gauche traitée par l'enfumage iodé (Marseille Médical 1912). Au Congrès international de Rome 1912, il a longuement parlé de l'emploi des vapeurs rapides d'iode dans le traitement des tuberculoses locales et des ostéomyélites chroniques.

Actuellement deux procédés d'enfumage iodé sont en présence : celui de Jungengel qui emploie de l'iode métalloïque pour la production des vapeurs, et celui de Louge qui utilise dans le même but l'iode sortant d'une combinaison, de préférence de l'iodoforme. On pratique l'enfumage interne soit au moyen de puits faits au thermocautère (pour les articulations par exemple) soit à l'aide de la chemise du trocart après ponction.

Nous en arrivons au traitement des tumeurs mycosiques et en particulier de la sporotrichose. La médication est des plus simples. Le traitement iodo-ioduré général et local est en effet quasi-spécifique.

A l'intérieur on donnera l'iodure de potassium à la dose de 4 à 6 grammes prodie, en alternant avec l'iodomaïsine à la dose de 12 à 20 granules par jour : à l'extérieur, les ulcérations s'il y en a seront pansées avec la solution iodo-iodurée.

La guérison complète est plus ou moins rapide : dans certains cas graves elle n'est obtenue qu'au bout de huit semaines.

Eugène Poncel dans une séance de la Société de Chirurgie de Marseille 1912 indique que « l'enfumage « iodé paraît efficace dans un groupe d'affections mal « connues que l'on désigne sous le nom de mycoses, « affections cutanées, muqueuses et viscérales formées « par l'invasion de champignons ou de bactéries et « présentant une symptomatologie et une ressemblan- « ce clinique telles qu'on peut difficilement les diffé- « rencier du cancer, de l'épithéliome ulcéreux ou vé- « gétant et autres tumeurs malignes ».

CONCLUSIONS

————

1. La classe des sarcomes a été jusqu'ici un dédale où l'on a confondu pêle-mêle les lésions les plus disparates en se basant sur des caractères histologiques trop peu précis : « c'est un chaos pathologique a écrit Tuffler ». L'inflammation chronique, la syphilis, la tuberculose et les diverses mycoses sont capables d'édifier des tumeurs simulant les tumeurs malignes.

2. L'examen clinique donne peu de certitude. Cependant on pourra suspecter la nature inflammatoire des tumeurs au début desquelles on retrouve l'élément douleur et fièvre, qui ont des limites diffuses, imprécises infiltrant les tissus voisins.

On songera à la syphilis, en présence de néoplasmes développés dans les muscles striés, les os courts, crâne, clavicule omoplate, qui après intervention récidivent d'abord lentement puis de plus en plus rapidement chez un syphilitique ou chez un sujet présentant une réaction de Wassermann positive. Le traitement ici nous sera d'ailleurs d'un précieux secours. Seront tenues suspectes de tuberculose, les tumeurs se développant chez un sujet entâché d'antécédents bacillaires ou qui présente actuellement quelques signes cliniques ou expérimentaux (réactions diverses à la tuberculine).

L'existence de lésions multiples, indolentes sans retentissement ganglionnaire, ou de fistulettes, fera songer à la sporotrichose. Le laboratoire, d'ailleurs, nous renseignera facilement.

3. L'examen histologique ne permet pas toujours de distinguer nettement les infiltrations inflammatoires pures, syphilitiques, tuberculeuses ou sporotrichosiques, d'avec le sarcome. La présence de cellules géantes et de myéloplaxes n'est plus un critérium absolu en faveur d'aucune de ces affections en particulier.

En revanche, la présence du bacille de Koch dans une coupe ; du sporotrichum Beurmanni, et des grains jaunes dans le pus sont de précieuses découvertes qui ne laissent plus de doute.

4. Au cours des recherches, il faut toujours procéder par élimination.

Le diagnostic de sarcome est toujours très délicat et on doit mettre plus de réserve que par le passé à le poser.

On essayera le traitement d'épreuve si on soupçonne la syphilis.

En multipliant l'examen histologique de coupes, on tâchera de dépister non plus la lésion elle même, mais le processus général en jeu ; et toutes les ressources du laboratoire déjà énumérées seront, s'il le faut, épuisées.

On ne saurait trop réfléchir avant de porter un diagnostic qui, erroné, expose à de si graves interventions, parce que hors de proportion avec la vraie nature du mal souvent méconnue.

BIBLIOGRAPHIE

CLAUDE (H). — Relations entre la tuberculose et les tumeurs malignes. (*Actualités médicales*.)

CHÉNELOT. — Gommes syphilitiques simulant les sarcomes (Thèse de Lyon 1910).

DONATI. — La tuberculose pseudo-néoplastica delle gaine tendine. (*Estratto del giornale della R. Academia die medecina di Torino* 1910).

DURANTE. — De l'inflammation subaiguë et des pseudo-sarcomes inflammatoires. (*Presse médicale*. Octobre 1912).

FORGUE ET MASSABUAU. — Forme hypertrophique de la tuberculose des gaines tendineuses. (*Presse médicale*. Octobre 1909).

GOUGEROT. — Réaction des tissus aux toxines tuberculeuses. (*Journal de physiologie et pathologie générale*. Novembre 1906).

HABERERN. — (*Deustche medicinische Wochenschrift* 1908).

HERRENSCHMIDT. — Procédés nouveaux de diagnostic du cancer (*Journal médical français*. Juillet 1911).

KLINISCHER, *Chirurgie*. Novembre 1911.

LEJARS. — (*Semaine médicale* 1907).

LEREBOULLET ET MARGORELLES. — Un cas de lymphosarcome ganglionaire et testiculaire (*Bulletin Société de pédiatrie*. Janvier 1910).

LERICHE ET PONCET. — Tuberculose inflammatoire et
sarcomes (*Extr. du bulletin Soc. chirurgie*. Juin
1911).

LEVY-BING ET DUROEUX. — (*Gazette hôpitaux*. Juin
1912). Le néosalvarsan.

LOUGE. — L'entumage iodé actuel. (*Gaz. hôpitaux*.
Juin 1913).

MAYO-ROBSON. — (*The Brit. Méd. Journal*. 22 février
1908).

MÉRIEL. — Les tumeurs inflammatoires des membres simulant le sarcome (*Gaz. hôpitaux*, 22 février 1912).

Société de Chirurgie, 1911 (Séances des 24 et 26 juin,
22 et 29 novembre, 6 décembre).

TAPIE. — Abcès du sein chez l'homme simulant un
néoplasme malin (*Archives médicales* Toulouse.
Décembre 1911).

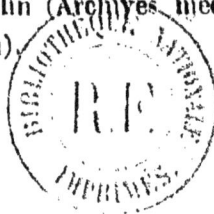

Toulouse. — Ch. DIRION, libraire-éditeur, rue de Metz, 22

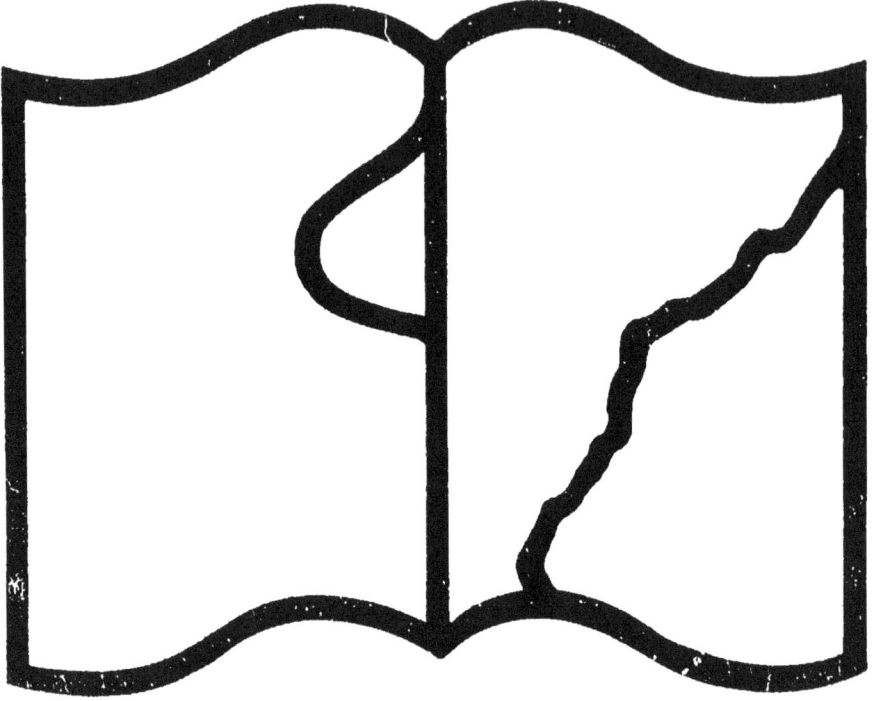

Texte détérioré — reliure défectueuse

NF Z 43-120-11

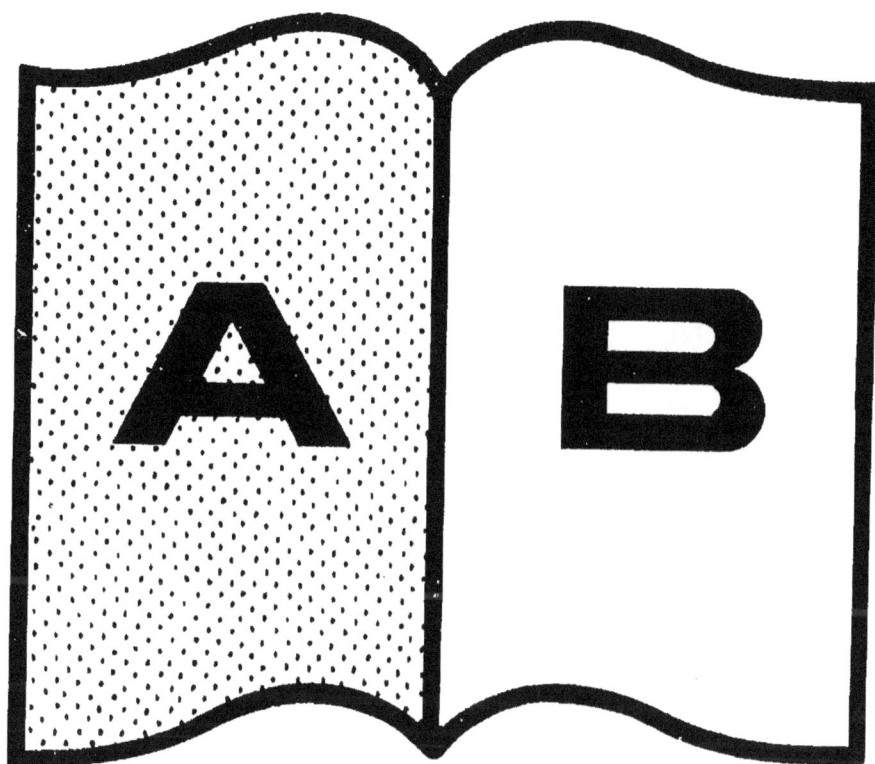

Contraste insuffisant

NF Z 43-120-14

www.ingramcontent.com/pod-product-compliance
Lightning Source LLC
Chambersburg PA
CBHW050621210326
41521CB00008B/1339